1°) RÉGIME PRÉ- ET POST-OPÉRATOIRE

DES

HYSTÉRECTOMISÉES

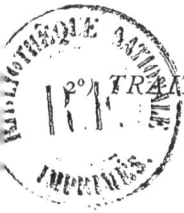

TRAITEMENT CHIRURGICAL

DES

FISTULES VÉSICO-VAGINALES

PAR

le Dr Victor PAUCHET

CHIRURGIEN DES HÔPITAUX D'AMIENS
MEMBRE CORRESPONDANT DE LA SOCIÉTÉ DE CHIRURGIE DE PARIS

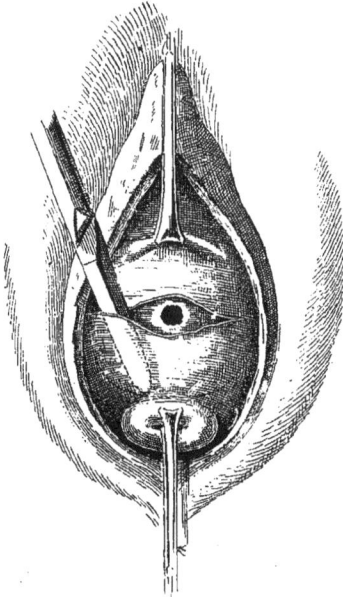

MONTDIDIER

IMPRIMERIE J. BELLIN

1904

1°) RÉGIME PRÉ- ET POST-OPÉRATOIRE

DES

HYSTÉRECTOMISÉES

2°) TRAITEMENT CHIRURGICAL

DES

FISTULES VÉSICO-VAGINALES

PAR

le Dr Victor PAUCHET

CHIRURGIEN DES HÔPITAUX D'AMIENS
MEMBRE CORRESPONDANT DE LA SOCIÉTÉ DE CHIRURGIE DE PARIS

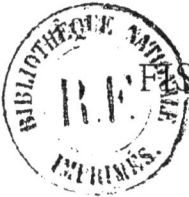

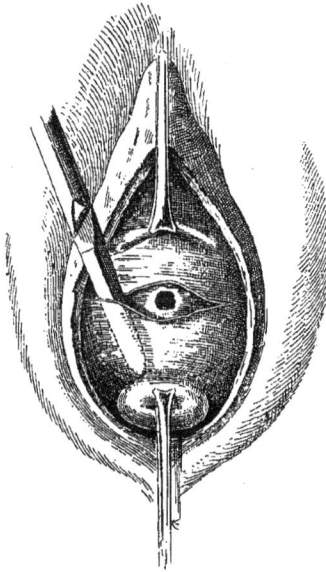

MONTDIDIER
IMPRIMERIE J. BELLIN
—
1904

RÉGIME PRÉ- ET POST-OPÉRATOIRE

DES

HYSTÉRECTOMISÉES

1º AVANT L'OPÉRATION

Jadis, quand je devais pratiquer une laparotomie, je préparais la malade pendant quarante-huit heures au moyen d'un bain, d'un purgatif et d'une demi-diète. Les succès presque constants — en ce sens que la malade ne succombait pas à la suite de l'opération — me faisaient considérer cette préparation comme suffisante. Pourtant, j'observais soit au cours de l'intervention, soit pendant les jours suivants, des accidents digestifs ou circulatoires parfois inquiétants ; chez ces malades dont le tube digestif était mal évacué, la laparotomie était gênée par la distension de l'intestin. Les anses s'échappaient hors des compresses qui le maintenaient ou entre les lèvres de la plaie, ce qui rendait parfois délicate la fermeture du ventre et favorisait par la suite une éventration. Dans ces conditions, les vomissements se prolongeaient, le ventre se ballonnait légèrement, la circulation des gaz et des matières était incomplète, le facies se tirait, mais une débâcle diarrhéique finissait par ramener le calme.

Ces troubles étaient mis sur le compte d'une infection péritonéale légère ; en réalité, il s'agissait de sujets mal exonérés ; si leur intestin gênait l'opérateur pendant les manœuvres pelviennes, c'est qu'il était distendu par des gaz et les sécrétions ; si l'opérée présentait, par la suite, des phénomènes d'intoxication et de parésie intestinale, c'est que le tube digestif n'avait pas été préalablement « mis à sec ».

Pour aplatir l'intestin, pour réduire à zéro la tension abdominale, il faut plus qu'une demi-diète de quarante-huit heures, et plus qu'un purgatif. Il suffit pour s'en assurer de faire l'expérience suivante. Prenons une malade à ventre tendu, et peu propice à une laparotomie immédiate : laissons-la cinq ou six jours à la diète hydrique, au bouillon de légumes ; donnons-lui deux purgatifs salins à quarante-huit heures d'intervalle ; complétons même l'évacuation par plusieurs lavements huileux ; nous sentirons progressivement la tension du ventre s'abaisser, la paroi deviendra molle, dépressible. Si alors nous intervenons, nous nous trouverons en présence d'un intestin plat et rubané ; dès que l'opération sera terminée, les suites seront simples et indolores.

En résumé, chaque fois que la laparotomie ne sera pas urgente, nous devrons assurer l'évacuation totale, absolue, du tube digestif par une diète de cinq ou six jours combinée aux lavements huileux et aux purgatifs.

Ces préparatifs d'une semaine de durée suffisent chez les femmes maigres ou d'embonpoint moyen ; mais ils sont insuffisants chez les obèses, surtout chez les obèses congestives. La femme adipeuse, du moins obèse, celle qui a atteint ou dépassé 45 ans, est peu résistante. Elle constitue un terrain chirurgical médiocrement favorable. La femme maigre supporte, au contraire, aisément les opérations graves et prolongées; chez cette dernière l'intervention est facile, les suites simples, la réunion immédiate. Les femmes grasses ont une forte tension abdominale, due à l'infiltration graisseuse du péritoine. Elles dorment mal sous chloroforme, se cyanosent, supportent à peine le plan incliné, car leur myocarde est sans énergie. Le cœur est fatigué par la surcharge graisseuse et l'hypertension artérielle. Le foie et les reins sont insuffisants. Aussi l'intervention est-elle laborieuse, les suites pénibles. Pendant quelques jours, il arrive parfois que le pouls s'accélère, que le poumon se congestionne, que les urines se raréfient. La diurèse ramène le calme ; mais l'opérateur se rend compte de l'assaut subi par le myocarde. Eh bien, ces troubles circulatoires fréquents chez les obèses peuvent être évités par une préparation prolongée. Il faut vider le tube digestif par des purgatifs régulièrement administrés, il faut laver le foie et les reins par des boissons copieuses, il faut dégraisser le ventre (contenant et contenu) de façon à abaisser la tension abdominale. Cette cure d'amaigrissement m'a été inspirée dans les circonstances suivantes :

Il y a cinq ans, j'avais eu à opérer une série de hernies volumineuses chez des sujets obèses. Quelques-unes de ces dernières avaient même perdu droit de domicile.

Pour être certain d'obtenir la réduction opératoire, je condamnai préalablement ces malades à perdre 20 à 30 kilos de leur poids. Ceux-ci acceptèrent et, pendant 1, 2 ou 3 mois, vécurent d'eau, de tisanes, d'oranges et de légumes verts. Les uns gardèrent le repos, les autres continuèrent à travailler. Ce régime riche en eau et en sels minéraux désintoxiqua les malades, oxyda leurs graisses et ménagea leur résistance. Grâce à cette préparation, l'intervention fut aisée et la cure radicale efficace. Pendant l'opération, je constatai l'aspect aplati de l'intestin, l'absence complète de tension abdominale ; la suture des tissus s'exécuta aisément et sans tiraillements ; la convalescence fut courte. Les malades qui, comme tous les obèses, se trouvaient sans cesse fatigués, essoufflés, sans résistance, virent ces malaises disparaître avec la hernie, et restèrent fidèles à une alimentation presque exclusivement végétale.

En résumé, toute malade susceptible de subir une opération abdominale sera purgée et lavementée à fond et mise à la diète. Cette préparation durera cinq ou six jours pour les femmes maigres ; elle sera prolongée plusieurs semaines chez les obèses, car celles-ci guérissent mieux après avoir subi préalablement une cure d'amaigrissement associée au lavage du foie et des reins par des boissons copieuses.

2° APRÈS L'OPÉRATION

Jadis, j'incitais mes opérés à s'alimenter au plus tôt. La plupart prenaient du lait le lendemain de l'intervention. Actuellement j'alimente les opérées abdominales le moins possible. Elles boivent de l'eau minérale en abondance. On aromatise celle-ci avec du vin blanc, du citron, du sirop. Elles sucent des oranges à discrétion, mais le lait, les œufs et les aliments proprement dits sont autorisés le plus tard possible. De cette façon, on voit disparaître les quelques troubles gastro-intestinaux si fréquents chez les opérées. Quand la première semaine est passée, on peut alimenter les malades pour leur permettre de reprendre leurs occupations au plus tôt ; mais au bout de deux mois il faudra de nouveau surveiller le régime ; il faudra s'opposer à la suralimentation, source d'ennuis multiples, que les femmes mettent sur le compte de l'intervention.

Tout le monde connaît les conséquences de la castration fémi-
nine. Quelques opérées deviennent obèses, d'autres se plaignent
de phénomènes congestifs, de bouffées de chaleur, d'hémorroïdes ;
d'autres, de migraine, d'irritabilité, de malaises et de douleurs
rhumatoïdes ; la plupart de ces troubles résultent d'une auto-
intoxication. Cette auto-intoxication est-elle due à la suppression
des ovaires, organes susceptibles de détruire les poisons orga-
niques, comme le foie, la tyroïde etc. ? Est-elle due à la suppression de l'écoulement menstruel, lequel constitue un liquide d'éli-
mination comme l'urine ou la bile ? Toujours est-il que la suppression
utéro-ovarienne entraîne souvent l'obésité et des phénomènes
légers d'intoxication. Il faut donc conseiller aux malades un
régime qui évite l'obésité et l'assimilation des toxiques alimen-
taires. Ces conditions sont réalisées par le régime végétarien. Nous
connaissons les résultats merveilleux que ce régime procure à tous
les intoxiqués, qu'ils soient hépatiques, rénaux, cardiaques,
arterio-scléreux, goutteux, eczémateux ou simplement arthritiques ;
il n'y a donc rien d'étonnant à ce que tous ces troubles dus à la
ménopause précoce soient diminués ou abolis par une alimentation
dépourvue de viandes, poissons, bouillon etc.

Voici comment je règle les repas de la journée :

1er Repas : Pain grillé ou complet, fruits secs ou frais, une tasse
de thé ou de café léger.

2e Repas : Un plat de légumes verts. Un plat de féculents ou
deux œufs. Fruits et gâteaux secs.

3e Repas : Potage maigre, légumes et fruits.

Suivant que la malade a tendance ou non à l'obésité, on dimi-
nue ou on augmente la dose des féculents et des matières sucrées.
Il va sans dire que l'eau est la boisson exclusivement recomman-
dée ; elle sera bue de préférence une heure avant ou après le repas.

Aux conseils d'hygiène alimentaire, il faut joindre des notions
d'hygiène générale, faire connaître à la malade l'utilité de l'air,
de la lumière et de l'exercice physique en toutes saisons. En agis-
sant de la sorte, nous sommes doublement utiles à nos malades.
L'intervention chirurgicale leur a sauvé la vie ou les a délivrées
d'une infirmité grave. L'hygiène pré-opératoire rend plus facile
l'intervention et la convalescence plus courte ; l'hygiène post-opératoire met à l'abri des troubles dus à la castration et assure aux
malades un état de santé aussi parfait que possible.

FISTULES VÉSICO-VAGINALES

On doit rapprocher du traitement des fistules vésico-vaginales proprement dites, la cure des fistules urétro-vaginales et vésico-utérines, qui relèvent d'une même cause et sont susceptibles d'un traitement analogue.

1º FISTULES URÉTRO-VAGINALES.

Quand l'urètre communique avec le vagin, l'écoulement de l'urine se fait au moment de la miction.

L'intervention sera menée de la façon suivante : — 1º On fera une incision verticale. Celle-ci se dédoublera pour entourer l'orifice vaginal. — 2º On séparera à l'aide des ciseaux la paroi urétrale le plus largement possible. — 3º La plaie de l'urètre sera fermée par une suture en bourse et la plaie vaginale sera réunie par un point de suture unique passé de haut en bas, de façon à rapprocher les bords de l'incision dans le sens transversal.

On placera à demeure une sonde Nélaton, qu'on changera tous les jours.

2º FISTULES VÉSICO-VAGINALES BASSES.

Ces fistules sont généralement séparées du col vésical par une distance de 1 à 2 centimètres. Leurs dimensions varient de quelques millimètres à 2 centimètres de diamètre. Les ouvertures plus larges sont justiciables d'un autre traitement. Aussi ne nous occuperons-nous ici que des cas les plus fréquents, c'est-à-dire des fistules moyennes ou petites. La méthode que nous avons toujours employée est celle du dédoublement tel qu'il était préconisé par

Doyen, Ricard, etc... Mais nous avons modifié quelques détails de la technique opératoire.

Voici comment se décomposent les temps opératoires :

1° Abaissement de la fistule.

2° Incision de la muqueuse vaginale.

3° Décollement de la vessie.

4° Suture de l'orifice vésical.

5° Déplacement du parallélisme vésico-vaginal.

6° Suture de l'ouverture vaginale.

7° Pansement et sonde à demeure.

1° Abaissement de la fistule.

On saisit la muqueuse vaginale au-dessus et au-dessous de l'orifice par deux pinces érignes tenues verticalement. De cette façon, la muqueuse est tendue et la fistule accessible.

2° Incision de la muqueuse vaginale.

La section est faite au bistouri et menée à 1 millimètre autour de l'orifice. Deux incisions latérales et transversales partent de l'incision circulaire et débrident ses commissures.

3° Décollement de la vessie.

Ce temps est peut-être le plus important. C'est d'ailleurs sur lui que porte principalement la modification que nous apportons au procédé classique.

En effet, en conseillant le dédoublement vaginal, les auteurs enseignent qu'il suffit de séparer la paroi vaginale de la paroi vésicale, sur une largeur de 1 centimètre environ. L'intervention que nous pratiquons *n'est pas un dédoublement vésico-vaginal, mais un vaste décollement vésical.*

Nous décollons la vessie, non pas sur la largeur de un centimètre, mais sur toute l'étendue de sa paroi postérieure. De cette façon, les bords de l'orifice flottent librement, se rapprochent aisément, les tuniques de l'organe n'ont aucune tendance, par leur tonicité, à maintenir cette ouverture béante. Nous nous sommes inspirés, pour ce procédé, de détails qui nous ont frappé au cours de la palatoplastie.

Quand on opère une division congénitale des voies du palais,

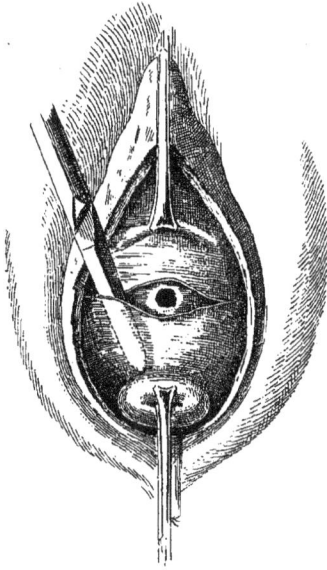

Fig. 1.

La paroi vaginale a été sectionnée transversalement. L'incision a circonscrit la fistule en passant. On voit la paroi vésicale et l'orifice fistuleux au centre de la figure. La lèvre supérieure de l'incision a été légèrement mobilisée ; les ciseaux fermés libèrent le lambeau inférieur et décollent totalement la vessie. Le pointillé indique l'étendue du décloisonnement vésico-vaginal.

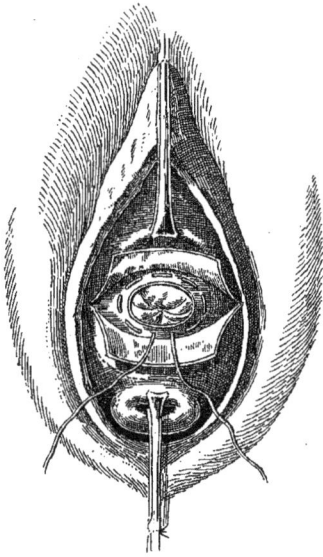

Fig. 2.

Les 2 lambeaux vaginaux sont éversés. Le pointillé indique l'étendue du lambeau inférieur largement dédoublé. Un fil est passé dans l'épaisseur de la paroi vésicale à un millimètre de l'orifice fistuleux. Ce point en bourse sera noué par en bas.

il faut, pour que la réunion médiane soit efficace, que les deux lambeaux palatins soient décollés sur une grande étendue, de telle sorte qu'ils flottent librement et s'accollent presque d'eux-mêmes sur la ligne médiane.

La suture joue donc un rôle d'affrontement et non de rapprochement. Les fils étant peu serrés ne coupent pas les tissus et les lames fibro-muqueuses bien décollées n'exercent aucune traction sur la ligne de réunion. Eh bien, nous agissons de même, pour la cure des fistules vésico-vaginales : en décollant largement la vessie, le rôle de la suture n'aura plus qu'un but d'affrontement et non de rapprochement. La soudure des surfaces cruentées se fera d'autant plus facilement.

Ce décollement sera amorcé à l'aide du bistouri et de la pince à disséquer (fig. 1). Il sera achevé à l'aide de ciseaux tantôt ouverts, tantôt fermés. Il n'y a aucun danger de blesser l'uretère, car dès que le plan de clivage est trouvé, le décollement s'opère aisément et la portion intra-pariétale de l'uretère échappe à l'instrument avec la paroi vésicale dans laquelle il est contenu.

4°. *Suture de l'orifice vésical.*

Etant donné la flaccidité des bords de l'orifice vésical, **un point de suture** en bourse suffit pour les fistules de petite ou moyenne dimension. Pourtant, si l'orifice était plus grand, on pourrait recourir au surjet.

Pour exécuter cette suture, on se servira d'une aiguille intestinale courbe montée sur une pince hémostatique. Les points ne devront pas pénétrer dans la vessie, pour éviter la formation secondaire de calculs. La suture sera faite de façon à ce que les bords de l'orifice vésical soient inversés du côté de la vessie, et de façon que les surfaces cruentées soient adossées sans interposition de débris muqueux.

En résumé, pour fermer l'orifice vésical, il suffira presque toujours de placer **un seul point** de suture en bourse, non perforant et peu serré (fig. 2).

5°. *Déplacement du parallélisme vésico-vaginal.*

Quand la suture vésicale sera terminée, on se rendra compte de la position de la fistule vésicale suturée, par rapport à la section vaginale. Si ces deux orifices sont vis-à-vis l'un de l'autre, comme

c'est la règle, il faudra abaisser la plaie vésicale suturée au contact
d'un des lambeaux cruentés. Si, au contraire, la plaie vaginale ne
correspond plus à la plaie vésicale suturée, ce temps est inutile.
Pour l'accomplir, rien n'est plus simple. On passe un point en U
dont la portion courbe traverse la paroi vésicale au-dessus de l'orifice fermé. Les deux extrémités du fil traversent la base d'un
des lambeaux ; on noue alors ensemble ces deux derniers, qui
restent flottants dans la cavité vaginale (fig. 2 et 3).

6°. *Suture de la plaie vaginale* (fig. 4).

La plupart des chirurgiens rapprochent avec soin la plaie vaginale par-dessus la paroi vésicale cruentée et suturée. Il en résulte
une cavité virtuelle entre le vagin et la vessie. Dans cet espace
mort s'accumule du sang, d'où infection et désunion secondaire.
La suture soignée du vagin est donc, non seulement, inutile mais
nuisible. Chaque point est une cause d'infection. Chaque écarte-
ment des bords doit être respecté pour l'écoulement séro-sangui-
nolent. Je place *un seul point de suture central*, de cette façon les
deux lèvres s'écartent de chaque côté. Un tamponnement à la
gaze assure l'accollement des parois vésicales et vaginales et ab-
sorbe le léger écoulement sanguin.

6° — *Pansement et sonde.*

On place dans le vagin un pansement à la gaze stérilisée, qu'il
est bon de changer tous les jours avec précaution. Ce pansement
est supprimé au bout de huit jours. A partir de cette époque, on
peut commencer des injections d'eau oxygénée. La sonde à demeure
a été l'objet d'opinions différentes de la part des chirurgiens. Les
uns préconisent l'absence de sonde combinée au decubitus central
ou latéral. Les autres laissent une sonde de Pezzer pendant quelques jours. Nous avons eu recours à ces divers procédés et nous
sommes arrivé à cette conclusion que le meilleur moyen d'obtenir
la réunion est de laisser à demeure une sonde molle Nelaton changée tous les jours.

A deux reprises différentes, le fait suivant s'est produit chez nos
malades. Le pansement ayant été supprimé au bout de huit jours,
nous administrâmes à l'opérée une pilule de bleu de méthylène et
la garniture vulvaire fut tachée par une goutte d'urine colorée. La
sonde à demeure fut alors placée ou replacée ; le suintement cessa

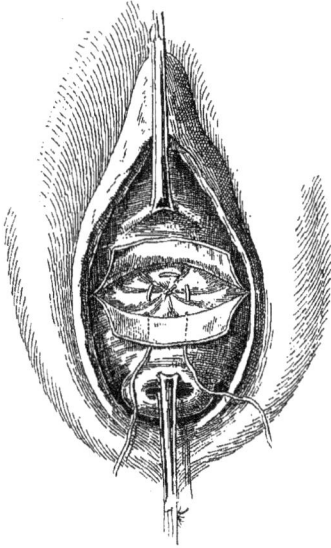

Fig. 3.

La suture en bourse menée autour de la fistule vésicale a été nouée. Autour de ce point qu'on voit au centre de la figure, on place un autre point en U. La convexité de l'U est en haut. Les 2 branches de l'U traversent la base du lambeau vaginal inférieur : les 2 extrémités du fil seront nouées du côté de la cavité vaginale, de façon à fixer la surface vaginale cruentée contre la base cruentée du lambeau vaginal.

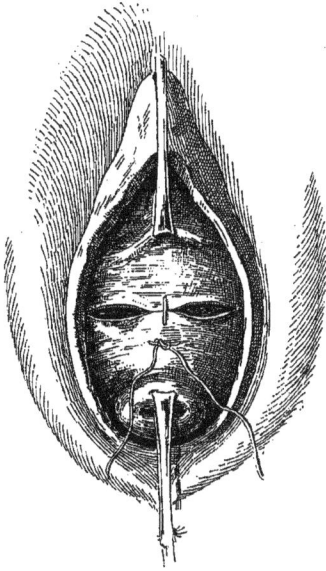

Fig. 4.

On voit sur cette figure 2 points de suture indépendants. Le point inférieur (près du col) est la partie vaginale du point en U précédent qui a été noué et serré. Le point médian et vertical rapproche simplement les 2 lèvres de l'incision du vagin. La plaie vaginale bâille de chaque côté du point de suture unique et laisse le suintement séro-sanguin s'écouler au dehors.

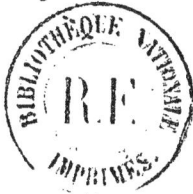

de suite, et la guérison s'opéra par la réunion secondaire. *La sonde à demeure assure donc la réparation d'une façon plus efficace.*

III. — FISTULES VÉSICO-VAGINALES JUXTA-CERVICALES OU HAUT SITUÉES.

Pour cette variété de fistules, les règles de la technique générale sont les mêmes, à savoir : décollement large qui s'exécutera surtout en avant de l'utérus et réduction des sutures au minimum. L'opération se décompose ainsi :

1º Abaissement de la muqueuse vaginale ;
2º Incision de la muqueuse vaginale ;
3º Décollement de la vessie ;
4º Suture vésicale ;
5º Suture vaginale ;
6º Pansement et sonde à demeure.

1º *Abaissement de l'utérus et de la fistule.*

Une pince de Museux saisit la lèvre antérieure du col et l'amène à la vulve. Une autre pince saisit la muqueuse vaginale à l'extrémité opposée de l'orifice et tend les parois vaginales.

2º *Incision de la muqueuse vaginale.*

Une incision circulaire est menée autour de l'orifice. Les bords sont libérés au bistouri ; l'ouverture est complétée de chaque côté par deux débridements, de façon à rendre cette incision à peu près semblable à celle qu'on pratique sur le cul-de-sac antérieur dans l'hystérectomie.

3º *Décollement de la vessie.*

On libère d'abord le lambeau inférieur sur la hauteur de 1 centimètre environ, puis on sépare la vessie de la paroi utérine sur la plus grande largeur et jusqu'au cul-de-sac péritonéal antérieur, qui ne doit pas être ouvert. De cette façon, la vessie est bien mobilisée.

4° *Suture de l'orifice vésical.*

On place un point en bourse sur ce dernier, en suivant les mêmes règles que pour la fistule vésico-vaginale bas située.

5° *Suture du vagin.*

On place un seul point de suture médian sur la plaie vaginale ; comme il existe un espace mort entre la vessie suturée et l'utérus, on laisse de chaque côté deux drains qui devront être supprimés au bout de 48 heures. De cette façon, il ne se produira aucune hématome entre les deux surfaces cruentées.

6° *Pansement et sonde à demeure.*

Nous renouvelons fréquemment le pansement, comme nous l'avons indiqué précédemment, et nous laissons une sonde Nélaton qui sera changée tous les jours.

IV. — *FISTULES VÉSICO-UTÉRINES*

Ces fistules sont heureusement plus rares que les précédentes. La technique réglée pour leur guérison opératoire n'est guère différente de celle des fistules vésico-vaginales juxta-cervicales, et n'a pas subi grande modification sur la méthode jadis enseignée par Jobert de Lamballe.

Le plus souvent, on sera obligé, en présence d'un vagin scléreux, cicatriciel, de le dilater pendant quelques jours à l'aide d'un tamponnement ou d'un ballon ; l'opération une fois décidée comprendra les temps suivants :

1° Fixation du col utérin ;
2° Incision du cul-de-sac vaginal antérieur ;
3° Décollement vésical ;
4° Suture de la vessie ;
5° Drainage inter-vésico-utérin ;
6° Pansement et sonde à demeure.

1° *Fixation du col utérin.*

Une pince de Museux saisit la lèvre antérieure du col ; elle l'abaisse le plus possible et l'amène à la vulve, si les tissus présentent une souplesse suffisante.

2° Incision du cul-de-sac vaginal antérieur.

Celle-ci s'exécute par une longue section transversale, comme si on voulait pratiquer l'hystéropexie vaginale.

3° Décollement vésical.

La vessie est séparée de l'utérus largement et jusqu'au tissu péritonéal, qui n'est pas ouvert. Ce temps est le plus souvent délicat, car il s'agit de laisser une épaisseur suffisante à la paroi de la vessie.

4° Suture de la vessie.

Celle-ci sera difficile à exécuter. On sera plus souvent obligé, pour cette raison, d'avoir recours à la réunion par points séparés.

5° Drainage inter-vésico-utérin.

Non seulement nous ne suturons pas le vagin, mais nous plaçons un drainage peu serré à la gaze entre les parois utérine et vésicale. Nous ne suturons pas davantage la plaie utérine, qui se réunit spontanément par réparation secondaire.

6° Pansement et sonde à demeure.

Ce temps n'a rien de spécial et s'exécute comme précédemment.

V. — FISTULES VÉSICO-VAGINALES LARGES.

Ces fistules présentent parfois de si grandes dimensions que la paroi vésicale antérieure fait saillie hors de la vulve, sous forme d'une masse tomenteuse et violacée. Vis-à-vis de ces fistules, je ne vois pas d'autre traitement que l'occlusion vulvaire, que j'exécute de la façon suivante :

1er *temps* : Hystérectomie abdominale ou vaginale.

2me *temps* : Cure de la fistule proprement dite.

Celle-ci se fera six semaines environ après la castration. Cette dernière sera inutile si la malade a atteint la ménopause. Ce traitement de la fistule se décompose ainsi :

a) Section de la paroi vaginale,
b) Décollement de la cloison recto-vaginale,
c) Avivement antérieur de la vulve,
d) Suture vulvaire,
e) Rapprochement des téguments périnéaux,
f) Sonde à demeure.

a) *Section de la paroi vaginale.*

On mène une section au bistouri, sur la moitié postérieure de la vulve, comme pour pratiquer une périnéoraphie en cas de rectocèle. Cette incision est menée à la limite de la peau du périnée et la muqueuse vaginale.

b) *Décollement recto-vaginal.*

Ce décollement du rectum et du vagin est fait très largement, beaucoup plus largement que pour la périnéoraphie. Il comprend la mobilisation des parois postérieures et latérales de ce canal. Il est poursuivi en haut jusqu'au cul-de-sac péritonéal qui n'est pas ouvert.

c) *Avivement antérieur de la vulve.*

Toute la portion antérieure de l'entrée du vagin qui n'a pas été atteinte par le décollement doit être avivée assez profondément, de façon à fournir une surface cruentée de un centimètre de large environ. C'est à cette portion que va être fixée la cloison vaginale séparée du rectum.

d) *Suture vulvaire.*

A l'aide de cinq ou six points séparés exécutés avec du crin, on réunit le lambeau vaginal à la portion antérieure de la vulve avivée. On évite de traverser la paroi de l'urètre. Cette suture n'est pas toujours absolument étanche, mais la réunion est plus complète avec des points peu nombreux. Si une fistulette persiste, il sera facile de la clore, par un coup de thermo ou un avivement ultérieur.

e) *Rapprochement des téguments périnéaux.*

On place deux points transversaux et très profonds sur les téguments du périnée, comme dans la périnéoraphie ordinaire. Un drain est placé pendant 48 heures en avant du rectum, pour éviter la formation d'un hématome.

f) *Sonde à demeure.*

Une sonde à demeure est placée pendant 10 jours.

VI. — FISTULES VÉSICO-VAGINALES CONSÉCUTIVES À L'HYSTÉRECTOMIE.

Ces fistules sont actuellement très rares. Elles étaient dues jadis à une technique imparfaite. Elles sont plus difficiles d'ailleurs à traiter que les fistules précédentes. On devra s'assurer, avant d'intervenir, que la perforation s'est produite aux dépens de la vessie et non aux dépens de l'uretère. Il suffira pour cela d'injecter de l'eau dans la vessie et de faire l'examen endoscopique.

L'intervention sera plus délicate que dans les formes précédentes. Les points de repère manquent. L'intestin adhère souvent à la cicatrice. L'orifice est peu accessible, peu abaissable. Le décollement vésical est délicat, par suite du tissu cicatriciel. Néanmoins, on aura recours à la méthode du dédoublement, en exagérant les précautions pendant l'avivement de la vessie.

En résumé, décollement très large de la vessie, réduction au minimum du nombre des points de suture, drainage et sonde à demeure, tels sont les principes fondamentaux de la cure d'une fistule vésico-vaginale.

Ces détails opératoires relèvent, d'ailleurs, de la méthode générale qui dirige les interventions de l'anus, du rectum, du périnée masculin ou féminin, de l'urètre, de la prostate, etc... Tandis que les interventions du pelvis supérieur, — celles qui se pratiquent par la voie suspubienne — nécessitent des décollements peu étendus, des sutures soignées, des péritonisations complètes, les interventions portant sur le rectum et les voies génito-urinaires inférieures donnent leur maximum de résultats, quand on emploie des manœuvres larges, quand on réduit les sutures au minimum, quand on assure l'écoulement sanguin et quand on laisse une part importante au drainage et à la réunion secondaire.

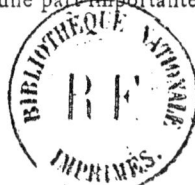

A PARAITRE PROCHAINEMENT

TRAITEMENT CHIRURGICAL

DE

L'HYPERTROPHIE

DE LA

PROSTATE

Par le Dr V. PAUCHET

Histologie normale et pathologique. — Formes anatomiques et cliniques. — Indications et contre-indications. — Technique opératoire. — Soins consécutifs. — Résultats immédiats. — Résultats éloignés.

MONTDIDIER

IMPRIMERIE J. BELLIN

www.ingramcontent.com/pod-product-compliance
Lightning Source LLC
Chambersburg PA
CBHW060517200326
41520CB00017B/5077